QUELQUES RÉFLEXIONS

SUR

LES PROPHYLAXIES ET LES ANTAGONISMES.

QUELQUES RÉFLEXIONS

SUR

LES PROPHYLAXIES

ET LES ANTAGONISMES,

PAR

TÉLÈPHE P. DESMARTIS,

Docteur-Médecin, Correspondant de la Société médicale
d'émulation de Montpellier, Titulaire de la Société de
Médecine et de Chirurgie pratiques de la même ville,
Membre de la Société médicale d'émulation de la Gironde,
Médecin du sixième Bureau de charité de Bordeaux.

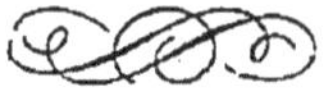

MONTPELLIER

JEAN MARTEL AÎNÉ, IMPRIMEUR DE LA FACULTÉ DE MÉDECINE,
rue Canabasserie 10, près la Préfecture.

1851

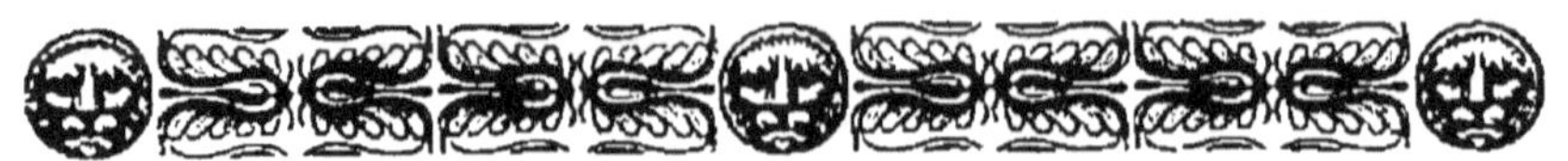

QUELQUES RÉFLEXIONS

SUR

les Prophylaxies et les Antagonismes.

La Prophylaxie, cette partie de la Médecine qui a
pour objet de conserver la santé, de précautionner
contre les maladies et de les prévenir, a de tout temps
été étouffée par l'indifférence et combattue par les efforts
incessants de la critique. Souvent aussi, il faut le dire,
elle a été employée par l'empirisme et exploitée par la
mauvaise foi, qui ont abusé de la propension de certaines personnes pour recourir aux sorciers, aux devins,
aux charlatans, et à tous ceux qui s'entourent de pratiques mystérieuses, plutôt qu'à ceux dont la science, la
théorie et la pratique offrent des garanties bien plus
sûres. Cependant, comme l'a dit Nacquart, « l'étude
philosophique des prophylaxies semble promettre des
résultats admirables ; mais elle est tout entière à créer. »
Si les médicaments sont inefficaces contre plusieurs maladies, nous aimons à croire que certains antagonismes

peu observés seront appelés à sauver l'Humanité de ces maux qui la dévorent et la torturent depuis le berceau jusqu'à la tombe. En effet, l'hydrocéphale, l'hydrorachis, le rachitisme déciment les enfants. Que de victimes immolées à la fleur de l'âge par les scrophules et la phthisie! Plus tard, c'est l'époque des manifestations cancéreuses, de l'ostéosarcôme, du spina-ventosa, de l'ostéomalacie; pendant la vieillesse, ce sont les tremblements et les infirmités de tous genres; pour presque tous les âges, les anévrysmes, les tumeurs érectiles, la folie (1), la paralysie, les diathèses herpétique et hémorrhagique, etc., etc.

Les antagonismes, les modificateurs de l'économie nous semblent aptes, plutôt peut-être que les médicaments, à guérir ces horribles maux. — Ne pourrait-on pas, par certains venins actifs, par certains virus, modifier l'organisme d'une manière avantageuse dans l'hydrophobie, le charbon, la morve, le farcin, qui, par malheur, sont également incurables dans l'état actuel de la science?

> Un poison énergique en de savantes mains
> Peut souvent devenir le sauveur des humains (2).

Qui oserait dire que des expériences en ce genre sur

---

(1) Le retour de la raison chez les aliénés aux approches de la mort ne prouve-t-il pas qu'une modification salutaire pourrait être opérée bien avant que le fou soit aussi près de la tombe? Ce retour à la raison dans cette circonstance est un encouragement pour les médecins attachés aux asiles des aliénés.

(2) M.... obs. méd. chir.

les animaux ne doivent pas être tentées dans l'intérêt de l'Humanité?

Examinons les diverses tentatives de prophylaxie qui ont été faites jusqu'ici, et voyons s'il n'en est pas quelques autres qu'on puisse mettre en pratique.

L'inoculation du cowpox est peut-être aujourd'hui le seul moyen prophylactique parfaitement constaté; cependant, bien des siècles avant la découverte de Jenner, on avait cherché des préservatifs contre les effets meurtriers de la variole. « Rhazès conseillait dans les temps d'épidémie la propreté du corps, les lavages, un régime acide végétal dont la base était le camphre. Boërhaave crut qu'on pouvait trouver le spécifique de la petite-vérole dans un amalgame de mercure et d'antimoine; mais le succès ne répondit pas à son attente. Lobb vanta l'éthiops minéral (oxyde de mercure sulfuré noir); Berkley préconisa l'eau de goudron; Ettmuller, Langius la teinture de myrrhe; Rosen un mélange de calomélas, camphre, aloès, gaïac (1). » — Si maintenant le temps a fait justice de tous ces moyens comme prophylactiques, il n'en reste pas moins prouvé que le camphre, si préconisé de nos jours par Raspail, a réellement des propriétés anti-septiques, mais qui sont générales. Quant au mercure, s'il ne préserve pas non plus de la variole, il a au moins sur elle une action reconnue; employé en

____

(1) Dict. des scienc. méd. (art. *Variole*), T. LVII, p. 57.

embrocation ou en topique, il fait avorter les pustules du visage, il empêche les difformités et les cicatrices. Il y a déjà long-temps que Baillou, et plus tard Zimmermann, avaient arrêté le développement des pustules varioliques par des topiques mercuriels. Ces faits avaient été oubliés lorsque MM. Gariel (1), Serres, Briquet (2), Sandras (3), Chabrely (4), etc., sont venus prouver de nouveau leur exactitude.

M. Legrand a proposé de substituer à l'emplâtre de Vigo des feuilles d'or qui se moulent plus exactement sur le visage et qui procurent plus sûrement l'effet désiré (5).

M. Midavaine recommande aux praticiens les frictions faites avec la pommade sulfurée sur les pustules varioleuses pour en arrêter le développement, et prévenir par conséquent la fièvre inflammatoire, la turgescence de la peau, la fièvre de résorption si fatale à l'époque de la suppuration (6).

Le journal américain *Bristish american* de 1848 assure qu'il suffit d'étendre de la teinture d'iode à l'aide d'un pinceau sur toutes les parties varioleuses pour faire avorter les pustules et préserver de cicatrices indélébiles (7).

M. Aran a appliqué le collodion, et il a prévenu avec

---

(1) Arch. gén. de méd., 1835.
(2) *Loc. cit.*, 1838.
(3) Bull. thér., 1838.
(4) Bull. méd. du Midi, 1840.
(5) Journ. de méd. et chir. prat., 1839.
(6) Ann. de la Soc. de méd. de Gand, 1849.
(7) Voy. Bouchardat, Rép. de pharm., 1848, T. V, p. 56.

(9)

succès le développement des pustules varioliques (1). — Si ces topiques agissent comme neutralisants, nous croyons aussi que les pustules peuvent être avantageusement modifiées dès qu'elles sont mises simplement à l'abri de l'air et de la lumière ; d'ailleurs, l'action salutaire de l'obscurité complète sur la marche et le développement de la variole a déjà été observée (2). Quant à la méthode ectrotique conseillée par MM. Bretonneau, Serres, Velpeau, et à son succédané fort douloureux, la cautérisation en masse par la solution concentrée de nitrate d'argent, ce sont deux moyens qui ont compté assez de partisans, mais en faveur desquels la pratique ne s'est pas prononcée. Nous croyons que dans l'affection varioleuse il faut chercher à neutraliser, à modifier le virus ; mais nous regardons comme dangereuse l'action purement cautérisante. Cependant nous serions partisan du procédé qui consiste à percer légèrement les pustules pour en faire évacuer le pus. Nous en avons vu des effets très-avantageux.

Avant la sublime découverte de Jenner, on avait remarqué que la variole n'atteignait presque jamais le même individu qu'une seule fois, et qu'il était certaines époques, des conditions d'âge et de disposition du corps qui faisaient que la variole était très-bénigne. Mais lorsqu'elle était épidémique, elle frappait indistinctement et avec tant de force que les individus qui en étaient

____

(1) Bouchardat, Ann. thérap., 1851, p. 263.
(2) Voy. Journ. de méd. et de chirurg. prat., 1834, T. V, p. 45.

atteints succombaient le plus souvent, et que le nombre de ceux qui résistaient au mal en conservaient souvent des empreintes bien fâcheuses, car ils étaient horriblement défigurés, et ils devenaient aveugles, sourds, phthisiques (1), cancéreux (2).

Les funestes effets de cette maladie devaient naturellement porter les hommes à chercher les moyens de s'en préserver, et ce fut un peuple ignorant et pauvre qui eut le mérite de cette découverte. Voici ce qu'en dit M. Daupès : « On la doit aux Géorgiens, auxquels le désir de conserver la beauté d'un sexe dont les attraits font la principale richesse, fit trouver un préservatif (l'inoculation de la variole) qui a été mis au rang des plus brillantes inventions (3). » Cette coutume se propagea en Orient, mais elle ne se répandit en Europe (4) que vers 1675 ;

----

(1) Dict. des sc. méd. (en 60 vol.) à l'art. *Variole*, T. LVII, p. 66.

(2) Quand on chercha à répandre l'inoculation du virus variolique, les antagonistes objectèrent entre autres choses qu'après la variole le vice cancéreux se formait ou se développait souvent, que l'inoculation était par conséquent un moyen de le propager. De notre côté, nous avons observé que beaucoup de cancéreux n'avaient point été vaccinés, avaient eu antérieurement des symptômes syphilitiques, ou que plus souvent encore ils appartenaient à des parents ayant eu des maladies vénériennes. Nous croyons que, dans certaines conditions, la vérole peut dégénérer en cancer ; nous croyons aussi que la variole est susceptible de modifier la syphilis et de la transformer également en cancer.

(3) Daupès de Bordeaux, Thèse pour le doctorat ; Paris, 1826.

(4) « Elle ne dut son introduction en Angleterre qu'au courage et à l'influence de lady Wortley-Montague, qui, bravant les clameurs de l'ignorance et de la superstition, fit adopter cette pratique salutaire. » (*Loc. cit.*)

quoique attardée en France, elle était assez adoptée lorsqu'on découvrit la vaccine.

Jenner, après avoir observé à Glocester que ceux qui étaient employés à traire les vaches contractaient une maladie particulière qui se manifestait par des pustules, et qu'ils n'avaient jamais la variole, fut amené à prouver la propriété puissante de la vaccine qui devait lui mériter la reconnaissance de l'humanité tout entière. Mais si Jenner eut bientôt des partisans, il eut aussi des détracteurs acharnés, et il fut poursuivi par mille outrages. Aujourd'hui encore, malgré la tutelle des gouvernements, bien des personnes refusent les bienfaits de la vaccine. Il s'est établi des préventions qui servent de base aux ennemis implacables de la vaccination, et bien des gens disent qu'ils n'ont point été vaccinés et *qu'ils aiment autant voir leurs enfants mourir de la picote que de les soumettre à l'inoculation vaccinale.* L'innocuité de la vaccine et son utilité incontestable sont si patentes et si démontrées, que nous ne chercherons pas à combattre ces funestes préventions.

Nous sommes persuadé qu'il est bien d'autres principes inoculables qui sont des préservatifs, et que même l'emploi de la plupart des médicaments par l'inoculation est une bonne méthode en maintes circonstances.

C'est par analogie avec la vaccine que l'on vient de tenter tout récemment d'inoculer la matière contenue dans les pustules de la maladie cutanée occasionnée par le quinquina. Dans la séance du 7 novembre 1850, l'Académie des sciences de Paris prit connaissance d'un Mémoire de M. Chevalier, sur une maladie jusque-là inconnue et qui se produit sur ceux qui s'occupent dans les ateliers où l'on manipule le quinquina. Cette affection se manifeste par des éruptions pustuleuses ou exanthématiques. M. Zimmer, fabricant de sulfate de quinine à Francfort, a observé que la poudre de quinquina produit parfois des fièvres périodiques avec leurs stades caractéristiques. Le même observateur assure que les malades qui ont eu cet accès de fièvre de quinquina en sont préservés dans la suite malgré leur séjour prolongé dans les ateliers.

De là est venue la pensée que le quinquina, physiologiquement élaboré dans les pustules, pouvait préserver des fièvres intermittentes paludéennes et d'autres maladies d'origine effluvéenne et miasmatique. L'avenir nous fera connaître les résultats de cette inoculation ; mais il est à désirer que l'expérience soit constatée, et qu'elle ne soit pas abandonnée comme il arrive trop souvent.

Il est un autre genre de maladie qui mérite, par ses variétés et ses effets si *nombreux*, de fixer l'attention toute spéciale des praticiens : c'est la syphilis dont peut-être le meilleur spécifique curatif et prophylactique a été enseveli par l'obscurantisme, et voici comment :

« En 1815, le docteur Luna Calderon (1) trouva un

---

(1) Démonstration pratique de la prophylaxie syphilitique, par le docteur Luna Calderon, publiée à Paris en 1815.

»moyen sûr de préserver du fléau anti-social et de le
»guérir en peu de jours. Il répéta ses expériences qui, bien
»que probantes, furent si mal accueillies à une époque
»où la recherche d'un préservatif contre des maladies
»émanées du ciel pour punir le libertinage était peut-
»être encore regardée comme un sacrilége (1). Une com-
»mission nommée par la Société du Cercle médical, et
»composée de MM. Capuron, de Maugeon, Gardien et
»d'Olivéra, se réunit dans l'hôpital des vénériens à ce
»sujet. Mais, à l'instar de tous les inventeurs, comme
»Galilée, comme Jenner, comme Salomon de Caus,
»comme Hervey, comme Galvani, comme Newton et
»tous les hommes de génie, il fut persécuté immédiate-
»ment par une critique outrageante, et il emporta son
»secret dans la tombe. Pour punir une époque rétro-
»grade, il priva les siècles futurs de sa précieuse
»découverte (2). »

En 1847, M. Werbe, chirurgien-major, envoya à l'Académie un mémoire tendant à prouver qu'après le coït,
les lotions de deuto-chlorure de mercure étendu étaient
prophylactiques de la vérole. Observons que la séance
de l'Académie, dans laquelle on s'occupa du mémoire
de M. Werbe, fut close par ces paroles de M. Rochoux :

---

(1) Ricord, Traité des malad. vén., pag. 170.
(2) Essai sur la thérapeutique de la syphilis, avec quelques
considérations sur certains accidents des maladies vénériennes.
Thèse de Montpellier, 23 décembre 1850.

(14)

« Il est utile et moral de rechercher les moyens prophylactiques de la syphilis. »

Nous-même, dans notre Thèse inaugurale, nous avons
préconisé, comme neutralisant du virus vénérien, l'eau
éthérée et surtout l'eau chloroformique. De nouveaux
faits sont venus prouver que nous étions dans le vrai. En
outre, la propriété anti-septique du chloroforme a été
découverte ou reconnue tout récemment par M. Augend,
de Constantinople (1). Ce praticien a établi qu'un deux-
centième de chloroforme suffit pour conserver fraîche
une masse musculaire. N'est-on pas amené à conclure
de ce fait que cette substance a une action salutaire
contre ce qui peut altérer l'économie ? Le chloroforme
étant volatil, cautérisant, anti-septique, nous paraît
offrir beaucoup d'avantages.

Les soins de propreté, les lavages immédiatement

---

(1) Journal de méd. et de chir. prat. (juin 1851), Tom. XXII
pag. 270. — Déjà, en 1848, M. le docteur Angelo Dubini avait
fait l'application du chloroforme à l'embaumement et à la conser-
vation des cadavres. Le chloroforme, disait-il, conserve les
formes, la flexibilité, le volume, la couleur des tissus vivants,
et rend aux masses musculaires leur teinte rouge. L'avivement
des teintes paraît dû, dans ce cas, non pas à une matière colo-
rante particulière, mais à la propriété d'absorber l'oxigène dont
jouit le chlore qui se trouve contenu dans le chloroforme. D'une
part, le chlore enlève l'hydrogène aux tissus humides, et de
l'autre, il donne à l'hématosine, qui se trouve répandue avec le
sang dans tous les tissus organiques, une certaine quantité
d'oxigène à l'état naissant qui colore vivement cette matière.
(*Gazetta medica Lombarda*, No 10, 1848, cité par le Journal de
chimie médicale, Tom. IV, 3e sér., pag. 457.)

après la cohabitation semblent aussi préserver des maladies vénériennes virulentes ou inflammatoires. On voit,
en effet, certaines femmes publiques qui se lotionnent
ou s'injectent après chaque copulation , ne jamais être
contagionnées, et avoir plutôt une métrite, une entérite
ou une entéralgie par suite des relations trop répétées,
plutôt qu'une blennorrhagie ou une affection vénérienne.
L'expérience n'a-t-elle pas prouvé que du virus déposé
sur une muqueuse saine et intacte était détruit par des
lotions faites après un certain temps? Les condoms, si
réputés, sont souvent des nids à vérole lorsqu'ils ont
été retournés ou mal lavés. S'ils sont propres et neufs ,
la moindre éraillure, la moindre déchirure permet
l'introduction du virus, et l'on a dit avec raison que
c'est une cuirasse contre le plaisir et une toile d'arai-
gnée contre le danger. Le moyen populaire, l'émission
de l'urine après les rapports sexuels agit aussi avantageusement que les injections ; et quand on a recours
à ces dernières, nous recommandons toujours de presser
avec la main gauche la verge sur le trajet du canal,
tandis que l'on injecte avec la main droite, afin que le
liquide soit refoulé et n'entraine pas avec lui le virus
plus ou moins profondément.

Les fomentations faites avant la copulation sur le gland
et sur la verge avec des matières onctueuses, sont une
précaution qui nous paraît neutralisante ou propre à
empêcher le contact immédiat.

D'après ce qui nous a été rapporté par des personnes

compétentes, il existerait à Paris des lupanars de bas étage où seraient toujours offertes aux arrivants des billes de beurre pour embrocation.

Nous avons pensé que c'était une expérimentation de certaines personnes bien intentionnées. Nous ajouterons, comme nous l'avons déjà exprimé dans notre Thèse, qu'il serait bon que ces moyens hygiéniques simples, tels que les lotions, fomentations, injections, émission de l'urine après le coït, fussent placardés sur une affiche particulière dans tous les lieux où l'on peut courir des dangers. Ce serait moins immoral et moins ridicule que l'anathème prononcé tant de fois contre le progrès par des hommes qui peuvent être très-forts en certaines sciences, mais très-faibles sur la *théorie* de la syphilis.

Nous ne croyons pas sortir de notre cadre en prouvant qu'il est *utile* et *moral* de chercher l'antagonisme ou le préservatif de la vérole. Qu'on réponde aux questions suivantes : « Ne sont-elles pas bien dignes de compassion ces malheureuses et innocentes victimes du libertinage d'autrui, ces femmes infectées par leurs maris, ces enfants qui ont reçu avec la vie une maladie odieuse, ces femmes de la campagne à qui un nourrisson étranger communique la syphilis, qu'à leur tour elles transmettent à leurs maris et à leurs propres enfants (1)? Sont-elles

---

(1) F.-S. Ratier, extrait d'un Mémoire en réponse à cette question : Quelles sont les mesures de police médicale les plus propres à arrêter la propagation de la maladie vénérienne? Cette

coupables ces jeunes filles forcées d'accorder leur charme virginal à celui qui les dirige, à celui qui les a sous sa dépendance, à celui qui, par la méchanceté ou la calomnie, peut les faire expulser de la position qu'elles occupent et les perdre pour toujours? La syphilis n'est-elle pas trop souvent le cruel résultat de ce marché si horrible qu'on leur a proposé et qui devait avoir pour alternative le déshonneur ou la faim? Accusera-t-on celles qu'un breuvage fascinateur force à se livrer souvent à un infame rongé par la vérole? N'est-ce pas pitié que ces enfants habituées dès l'âge le plus tendre à vivre dans une atmosphère d'immoralité, qui sont vendues comme des fruits de primeur?....... Elles sont bientôt contaminées ! Que de jeunes filles séduites et souillées à leur insu! que de jeunes épouses entachées du virus vérolique! Sans oser se plaindre, elles vous parlent de douleurs abdominales, de pertes blanches, et leurs enfants naissent rachitiques, scrofuleux, hydrocéphales, phthisiques, ou avec des ophthalmies blennorrhagiques, ou bien encore sont couverts de pustules et d'ulcères, et meurent de bonne heure sans que rien puisse les sauver. D'ailleurs, c'est souvent l'innocent qui semble victime des excès du coupable (1) ; l'un des époux est-il infidèle, il pourra être

---

question fut posée par la Société des sciences médicales et naturelles de Bruxelles, au concours de 1834. — M. le docteur Ratier obtint une médaille d'honneur.

(1) Nous-même avons publié des observations sur ce sujet. (Voy. Rev. thérap. du Midi, N° du 30 août 1851.)

préservé et porter le poison dans le sein de l'autre. L'adultère est épargné, la fidélité frappée (1) !

Mais laissons les digressions et revenons à notre sujet. Peut-on prévenir l'orchite blennorrhagique? M. le docteur E. Soulé a parfaitement traité cette question (2). La meilleure prophylaxie est le repos et l'emploi du suspensoir qui relève les testicules et le scrotum, facilite la circulation de retour, prévient les mouvements qui pourraient contondre l'organe. Néanmoins, mieux vaut ne pas avoir de suspensoir que d'en porter un qui ait des dimensions disproportionnées; car alors il est bien loin d'être utile, il est même nuisible. Pour être dans de bonnes conditions, il doit soutenir assez, se prêter aux divers mouvements, c'est-à-dire qu'il faut de l'élasticité dans la ceinture et les sous-cuisses. Le suspensoir est destiné à la position verticale; dans la position horizontale il est insuffisant et même gênant. Lorsqu'on est au lit, il vaut mieux un mouchoir plié en cravate qui, passant sous le scrotum, s'attache ensuite à une ceinture. Il faut en outre veiller à la liberté du ventre, car la constipation existe le plus ordinairement avec la blennorrhagie. Généralement on prévient ainsi l'orchite.

Abordons maintenant un autre ordre de faits, et occupons-nous de la prophylaxie de la phthiriase et des

----

(1) **T. P. D.** Origine de la prostitution et de la syphilis (inédit).
(2) **Réflexions sur les orchites, sur leur diagnostic différentiel et leur traitement.** Bordeaux, 1846.

maladies vermineuses. — Les lotions, les pansements répétés, des soins hygiéniques généraux paraissent démontrer qu'il n'y a point de plaie essentiellement vermineuse, et que la génésie animale est exclusivement due à la malpropreté ou à la fermentation.

En effet, toutes les plaies vermineuses ont disparu, avec raison, des cadres nosologiques modernes ; car toutes les phthiriases de l'antiquité n'avaient probablement point d'autre source que l'incurie. Aujourd'hui on ne rencontre plus ces maladies que dans les campagnes reculées, chez des malheureux d'une malpropreté dégoûtante. Chez ceux-ci on voit la vermine disparaître aussitôt qu'on se sert de remèdes insecticides, ou qu'on emploie seulement des ablutions et d'autres soins qui détruisent l'agglomération des matières corrompues. Citons entre autres deux faits qui, en ce moment, nous viennent en mémoire.

1re Obs. — Il y a quelques mois qu'on apporta, dans le cabinet de mon père, un enfant de la campagne, âgé de 3 à 4 ans. Mon père m'appela, voulant me faire remarquer l'horrible état de malpropreté dans lequel se trouvait cet enfant qui appartenait à des parents assurément peu au fait de l'hygiène ; ses vêtements ne l'annonçaient que trop. Les cheveux étaient inextricables, et avaient quelque chose de la plique polonaise ; on voyait des poux courir en tous sens ; une sorte de favus, ou plutôt un ensemble de plusieurs maladies cutanées, le cuir chevelu, s'avançait jusqu'au front, et s'étendait en arrière sur une partie du cou ; il existait en outre de chaque côté une parotidite, avec exsudation de la partie postérieure du pavillon de l'oreille. Nous croyons que chez cet enfant, qui n'était nullement lymphatique, la saleté habituelle était la cause unique de la maladie. La coupure des cheveux très-ras, des bains généraux, des cataplasmes sur la tête procurèrent une amélioration sensible ; mais néanmoins cela nécessita, pour arriver à une guérison radicale, près de deux mois de traitement, malgré les lotions sulfureuses, l'eau de suie et l'iodure de soufre qui furent employés.

2ᵉ Obs. — Tandis que nous étions attaché à l'hôpital Saint-André, de Bordeaux, nous nous rappelons avoir vu dans le service de M. Chaumet, Nᵒ 20 de la salle 18, un homme du Périgord, atteint à la jambe gauche d'un énorme éléphantiasis, qui offrait des interstices profonds aux articulations métatarso-phalangiennes. Lorsqu'il arriva à l'hospice, des milliers d'animalcules serpentaient avec vivacité au fond de ces interstices ; de simples pédiluves les firent disparaître. Des lotions étaient faites deux fois par jour, et il suffisait de rester une journée seulement sans lotionner avec soin pour que des myriades de ces animalcules vinssent encore se montrer.

Pour le scorbut, les soins de propreté, l'ensemble des moyens hygiéniques et une bonne alimentation tonique, tout à la fois végétale et animale, sont la prophylaxie de cette maladie. Sur mer, dans les navigations longues et pénibles, le scorbut a presque entièrement disparu. Pour prévenir le fléau qui jadis privait les flottes de la majeure partie de leur effectif, il est nécessaire d'aérer, d'avoir recours aux soufflets, aux ventilateurs de Hales, aux manches à vent; « il faut, à l'exemple de Cook, veiller à la propreté du navire; il faut n'y entretenir aucune cause d'humidité; on sera pourvu de provisions fraîches; les matelots auront de bons vêtements qu'ils changeront dès qu'ils seront humides; on leur donnera quelques fruits acides, on leur distribuera quelques rations de liqueur spiritueuse; enfin, on tâchera de les égayer par la musique, par les danses, les récits, etc. (1). » C'est à l'amélioration portée dans les conditions hygiéniques qu'est due la disparition de plusieurs fléaux qui ont sévi anciennement; c'est encore avec l'hygiène qu'on arrive à rendre les maladies moins dangereuses. La statistique de la mortalité chez les marins anglais prouve que le nombre des décès chez eux a marché d'une manière décroissante à mesure que l'hygiène a été observée sur les navires. En 1779, la mortalité à bord était de 1 sur 8 chaque année; en 1811, de 1 sur 52 ; en 1838, de 1 sur 72 (2).

Le spécifique préservatif du typhus d'Orient passe pour avoir été connu; mais l'égoïsme ou la crainte de

---

(1) Grisolle, Trait. de path. int., T. 1er, pag. 671.
(2) *Loc. cit.*

l'anathème a peut-être empêché de le mettre au jour.
« Nous avons vu, dit le docteur Ucay (1), du temps de la
dernière peste de ce pays, le nommé Vinceguerre,
lequel portait une fiole pleine d'une composition qui ne
nous est pas peut-être inconnue (2), et avec cela il allait
parmi les pestiférés sans que *ni lui ni ceux qui l'ac-
compagnaient* prissent jamais aucun mal, quoiqu'ils
s'exposassent librement et à toute heure.

Au rapport de Virey, « on a vu des fossoyeurs qui
enterraient chaque jour des pestiférés, résister long-
temps à la peste ou même s'en garantir par une ivresse
presque continuelle. C'est sans doute parce que l'acidité
plus encore que la spirituosité s'opposait en eux au
développement de la putridité des humeurs. Il faut con-
venir de plus que la confiance ou l'absence de la crainte
diminue beaucoup le danger, tandis que la frayeur
affaiblit le système nerveux, le dispose aux impressions
des maladies (3). — Nous admettons avec Virey que
l'ivresse puisse agir comme prophylaxie de la peste;
et nous attribuons cet effet à l'excès de tonicité, à la
sécurité (4) et à la prédominance d'une maladie (l'ivresse)
sur l'autre (le typhus).

---

(1) Ucay de Toulouse, Trait. de la malad. vénérienne, pag. 158,
3ᵉ édition. Paris, MDCCII.

(2) Ucay semble craindre d'en trop dire. Ses problèmes prouvent un homme très-profond, surtout pour son époque; mais
ses réflexions médico-théologiques semblent démontrer qu'il
redoute des poursuites inquisitoriales.

(3) J.-J Virey, Trait. de pharm., T. II, pag. 569, édit. MDCCXI.

(4) La sécurité joue assurément un grand rôle pour préserver

Le vinaigre anti-septique dit *des quatre voleurs* (1) a passé pour un médicament préservatif de la peste. On s'en frottait les mains et le visage, on exposait les vêtements à sa vapeur; on l'administrait aussi à l'intérieur, dans le même cas, à la dosé de quatre gros. — Sylvius de Leboë, surtout, l'a regardé comme vraiment anti-pestilentiel.

Aujourd'hui plus que jamais, on s'occupe de prévenir les maladies, et divers agents ont été préconisés par les ouvrages scientifiques comme préservatifs ou antago-

---

des maladies. La présence d'esprit et l'énergie de l'amiral de Rigny, lorsqu'il commandait en 1816, dans les mers de la Grèce, la corvette *l'Aigrette*, en fournit un exemple bien remarquable : « Un matelot fut attaqué de la peste à son bord ; il le vit et sut cacher ce fatal accident à son équipage. Il le fatigua de manœuvres forcées, le fit camper à terre pendant cinq jours, se plongea plusieurs fois dans la mer tout habillé avec tous ses marins, et parvint à force de soins et de sang-froid à écarter jusqu'à l'idée du terrible fléau qui les avait menacés. (*Dictionnaire de la conversation et de la lecture*, édition 1838, T. XLVII, pag. 177.) Il n'y eut pas d'autre cas de peste. Par contre, comme le dit fort bien Virey, la peur peut rendre aptes les personnes timorées à contracter avec la plus grande intensité les maladies épidémiques qui sévissent alors. Nous en trouvons une observation frappante dans cette femme (*) qui, en voyant des malheureux attaqués de choléra, fut subitement saisie par ce fléau, qui atteignit immédiatement chez elle la dernière période et la fit mourir presque à l'instant.

(1) On raconte que quatre voleurs, dans la peste de Marseille, en 1720, se garantirent par ce remède de la contagion. La vie leur fut accordée à condition qu'ils donneraient leur recette. (Virey, Trait. de pharm., T. II, pag. 569.)

(*) Voy. notre article sur la panophobie, Rev. thér. du Midi, 30 juillet 1851.

nistes. «Comme moyen préservatif de la scarlatine, après l'isolement, quand il est praticable, on a proposé la belladone, qui a été employée avec succès en Allemagne et en Suisse. M. Biett a vu cette maladie régner épidémiquement dans une haute vallée de la Suisse, et respecter presque sans aucune exception tous les enfants à qui l'on avait administré la belladone. On n'hésiterait donc point à y avoir recours, soit dans une pension, soit dans un village, etc., toutes les fois que la scarlatine semblerait vouloir devenir épidémique (1).

La jusquiame et la plupart des solanées vireuses ont été également vantées comme prophylaxie de la scarlatine (2).

Suivant M. J. Webster, l'usage externe de l'acide acétique dilué suffirait pour empêcher la scarlatine de se propager : les faits observés par ce médecin sont nombreux et concluants ; aussi n'hésite-t-il pas à recommander le vinaigre (3).

« Enfin, il est encore un préservatif qui paraît avoir été employé avec avantage : c'est une combinaison de soufre doré d'antimoine avec le calomel. La dose pour les enfants de deux à quatre ans serait d'un sixième de grain de calomel uni à autant de soufre doré d'antimoine et mêlé à un peu de sucre ou de magnésie, pour

---

(1) Cazenave et Schedel, Maladies de la peau, 3e édit., p. 58.
(2) Bouchardat, Formulaire magistral, 1851, p. 90
(3) Bouchardat, Rép. de pharm. 1850, T. VII, p. 189.

une prise que l'on répèterait trois ou quatre fois par
jour (1).

Contre le choléra, ou vient naguère de préconiser
comme préservatifs les mercuriaux, l'iodure de potassium
la syphilis, le sulfate de quinine, les arsenicaux. A ce
sujet, il est un fait à observer : c'est que les hospices
des vénériens ont été d'une immunité remarquable, et
que ceci a eu lieu dans toutes les villes que le fléau
destructeur ravageait. Nous avons vu nous-même, à
l'époque de l'épidémie, la mort frapper de tous côtés et
respecter sans exception tous ceux qui se trouvaient à
l'hospice des vénériens de Bordeaux. Chose extraordi-
naire! le sanctuaire de l'immorale syphilis renfermait
les élus ; c'était en ce moment le ciel sur la terre. Il
reste maintenant une question à débattre : L'immunité
doit-elle être attribuée à la syphilis, aux mercuriaux,
ou à l'iodure de potassium ?

L'Union Médicale a attribué une grande efficacité au
sulfate de quinine contre le choléra ; mais les faits
recueillis à l'hôpital Cochin ne sont nullement favorables
à l'emploi de cet agent. — Les arsenicaux ont été mis en
avant ; mais de nouvelles expériences seulement pour-
ront décider à cet égard. A propos d'arsenicaux, disons
que la teinture de Fowler a été préconisée par le docteur
Schweich de Neuwied comme abortive et prophylactique

---

(1) Cazenave et Schedel, Des maladies de la peau, 3e édit.,
pag. 59.

des furoncles. « Ce médecin administre quatre gouttes de solution minérale de Fowler, le matin et le soir, jusqu'à ce que le malade ait pris trois grammes de ce médicament ; il fait prendre ensuite une seconde quantité de trois grammes à la dose de cinq gouttes par prise, et enfin une troisième à la dose de six gouttes ; après quoi la guérison est toujours complète (1). » Les récidives, après l'emploi de l'arsenic, sont, dit-il, excessivement rares.

Nous avons cru observer que le bromure de potassium qui a une action anesthésique locale sur l'arrière-gorge, est prophylactique des angines gutturales. Plusieurs personnes sujettes à de fréquentes amygdalites n'ont plus ressenti, depuis l'emploi de ce médicament, leur mal qui auparavant revenait à des époques assez rapprochées. Il serait bon de remarquer si ce bromure n'aurait pas une action salutaire contre le croup, la coqueluche, etc.

Nous sommes très-porté à croire que des observations scrupuleuses amèneraient à prouver que si les personnes qui fument (2) et qui chiquent avec excès ont souvent

---

(1) Journ. de chimie médicale, 1848.

(2) L'habitude de fumer des substances qui varient suivant les peuples, semble mettre l'observateur en état de mieux remarquer les effets que ces substances produisent dans les diverses contrées. L'habitude progressive prouve que des quantités considérables peuvent être consommées par un même individu, et elle finit quelquefois par établir une idiosyncrasie particulière. Les Français, les Allemands, les Espagnols, etc., font usage du tabac ; les Turcs,

des glossites , des laryngo-bronchites , des gastrites , des pyrosis, des cancers aux lèvres , elles sont exemptes de certaines autres maladies (1). La découverte de

---

les Persans , les Indiens , les Arabes savourent le hachisch ; l'opium délecte les Chinois et les Japonais. Certaines peuplades d'Afrique , les Maures, les Hottentots , etc., aspirent avec délice une espèce de chanvre. Cette passion pour fumer est si forte chez les Africains, que « lorsqu'un Hottentot, assure Marlès , n'a ni tabac ni *daka* (chanvre), il charge sa pipe de fiente d'éléphant ; il prétend que la saveur de cette substance diffère peu de celle du tabac. Ceci me rappelle un trait rapporté par Chardin : ce voyageur célèbre raconte que Schah-Abbas , voulant anéantir à sa cour l'usage des pipes et du tabac qu'il n'aimait point , invita un grand nombre des officiers de sa maison à un banquet, à la fin duquel il leur fit présenter, suivant l'usage , des pipes chargées. Quand il les vit tous fumer et savourer délicieusement la fumée , il leur demanda comment ils trouvaient le tabac ; c'était de la fiente de cheval qu'il avait fait mettre, à leur insu , dans les pipes. Et comme tous répondirent qu'il était excellent : Comment pouvez-vous , leur dit-il avec colère , vous repaître ainsi de la fumée d'une substance que vous ne savez pas distinguer du fumier ! » (De Marlès, *Merveilles de la nature et de l'art.*, T. Ier, pag. 325.) Nous ne pensons pas que cette leçon de Schah-Abbas ait dégoûté les fumeurs du pays.

(1) L'usage de la pipe, qui, des sauvages de la Virginie s'est répandu sur tout le globe , n'a eu originairement d'autre but que de chasser les cousins (*culicides*). En brûlant diverses herbes pour les écarter, les Caraïbes s'aperçurent de l'ivresse agréable que le tabac procurait, et ils apprirent à le fumer dans des calumets. Les peuples de Laponie se préservent des maringouins et des mosquites, au moyen des tourbillons de fumée dans lesquels ils se tiennent sans cesse enveloppés (S. Auboin, *Faune des enfants*, T. V, pag. 285). Divers auteurs ont avancé qu'à l'arrivée des Européens en Amérique, le tabac y était seulement en usage comme remède propre à combattre certaines maladies qu'ils ne nomment pas (*Dictionnaire de la conversation et de la lecture*, 100e livraison, pag. 292). « Sous le nom de *moustiques* le long du fleuve des Amazones et de l'Orénoque , et sous celui de *piums*

M. Robin (1) sur les propriétés anti-putrides de la nicotine et de certains poisons tend à prouver que des doses presque homœopathiques ont une action avantageuse dans des conditions particulières ; de même, l'acide cyanhydrique, également à propriété anti-septique, nous paraît préservatif des rhumatismes quand on en prend des doses minimes. Nous avons remarqué que bien des personnes prenant habituellement des infusions de feuilles de laurier, dont il faut bien d'ailleurs se garder d'abuser, n'ont jamais de rhumatisme ; ajoutons, en outre, que quelques gouttes d'acide prussique médicinal sont très-souvent d'une spécificité incontestable contre l'affection rhumatique développée à l'état simple.

Que dirons-nous de l'élixir des Jacobins vanté comme préservatif de l'apoplexie ? C'est un tonique qui a eu une grande vogue parmi les gens du monde. En accélérant la digestion, il prévenait les embarras des voies du tube

---

aux bords de l'Iapura, suivant les observations de Spix et de Martius, les culicides sont insupportables et inévitables, au point d'envahir les narines, les oreilles, les yeux, et rendent l'existence des pauvres Indiens si douloureuse, que les délices de l'autre vie que leur annoncent les missionnaires, les touchent surtout comme devant les délivrer de ce fléau. » (Ch. d'Orbigny, *Dict. univ. d'hist. natur.*, T. IV, pag. 459.) Ce fléau momentané ne serait-il pas un remède contre quelques cruelles maladies ? L'action fortement vésicante et peut-être neutralisante du venin de ces diptères doit avoir un mode particulier d'agir sur l'économie. Il nous paraîtrait éminemment utile de savoir quelles sont les maladies graves ou réputées incurables, parmi nous, qui n'existent point dans ces contrées.

(1) Académie des sciences de Paris, 1851.

intestinal, et par suite pouvait jusqu'à un certain point empêcher les congestions sympathiques vers le cerveau.

Quant à la potion anti-septique du Codex, elle est peut-être un peu tombée dans l'oubli, mais elle a pourtant la propriété de ranimer les forces vitales; c'est un stimulant.

En fait d'anti-septique, la désinfection est un puissant moyen à mettre en usage dans les temps d'épidémie. Si la cause méphitique est circonscrite dans un petit espace, on aura recours, pour chasser les miasmes, aux ventilateurs, aux manches à vent ou à la trompe qui sert sur les vaisseaux à faire pénétrer un air respirable. Le feu, accélérant les mouvements de l'air, a été employé avec avantage au moyen des tuyaux d'aspiration et d'émission, tels que les appareils à ventilation par le calorique proposés par Sutton, Duhamel, Forfait.

Nous nous bornerons à mentionner les absorbants, comme le charbon, la chaux vive (oxide de calcium hydraté), qui ont des propriétés bien puissantes pour s'emparer des miasmes.

Les neutralisants, les modificateurs, comme les éthers, l'esprit de Vénus, le vinaigre radical, l'eau de Luce, l'acide acétique, le camphre, l'ail, le benjoin, le musc, l'ambre, la civette, les vapeurs de sucre, la combustion de la poudre, les essences, les fumigatoires antiloïmiques, toutes les substances aromatiques, etc., dégagent des gaz qui, en se mélangeant aux fluides impondérables miasmatiques, peuvent, en certains cas, quoique ce soit un moyen peu sûr, diminuer la masse des principes délétères de la cause épidémique, en raréfiant l'air auquel ces vapeurs se substituent. D'ailleurs, par la confiance qu'elles inspirent, elles ont l'avantage de calmer les esprits effrayés.

Les vapeurs de substances résineuses employées dans les temples furent d'abord destinées à repousser les insectes et à masquer l'odeur qu'exhalaient les animaux immolés (1). C'est dans le même but ou par imitation que les prêtres égyptiens brûlaient des trochisques-cyphéos en offrant des holocaustes ; que les païens se servaient de leurs parfums enivrants ; que les Israélites, pour se conformer à la loi de Moïse (*Exode* XXXVII), usaient d'aromates enflammés dans les synagogues ; que les chrétiens ont introduit l'encens dans les églises ; que les musulmans ont parfumé leurs mosquées ; d'ailleurs, les Dieux n'apparaissent aux mortels qu'environnés de nuages et d'une divine ambroisie.

Les cassolettes ou vases odorants, les bâtons aromatiques russes, les pastilles du sérail, les trochisques ambrosiaques, et tous les parfums dont on use dans les bals et les fêtes, sont employés autant pour dissimuler les émanations peu suaves dégagées dans une immense réunion de personnes, que pour plaire au sens de l'odorat (2).

---

(1) S. Auboin, Faune des enfants (entomologie), T. V, p. 285.

(2) A Paris, dans ce palais féerique et presque idéal appelé

« En Hollande, dit Volney (1), on a généralement cette opinion que la fumée du tabac et les boissons fortes sont des préservatifs de la fièvre et de l'humidité. »

Si toutes les substances que nous avons énumérées ne sont pas de vrais désinfectants, ce sont au moins des moyens excitants de l'économie, qui peuvent aider à soutenir l'organisme, et, comme nous l'avons déjà dit, elles se substituent à l'air, elles en diminuent la masse et servent à affaiblir les principes qu'il contient. Les fumigations d'acide chlorhydrique, de chlore et de chlorures, employées d'abord en 1775 par Guyton de Morveau, et plus tard par Vicq-d'Azyr, Fourcroy, Cruicskshank, sont d'excellents désinfectants dont la science a expliqué le mode d'action. Les fumigations nitriques du médecin anglais Carmichaël Smyth, découvertes

---

Jardin d'hiver, on n'a point oublié de faire brûler des parfums, dont les suaves émanations ne tardent pas d'agir sur le système nerveux, et procurent une espèce de fascination qui trouble l'esprit et finit par occasionner une céphalalgie plus ou moins intense. Devant cette multiplicité de choses admirables qui attirent l'attention de milliers de visiteurs, la respiration, malgré la foule, n'est point embarrassée, parce que bien des causes concourent soit à renouveler l'air, soit à le purifier. Des plantes nombreuses dégagent l'oxigène ; des jets d'eau, des cascades, des bassins répandent dans l'atmosphère une salutaire humidité, et des ventilateurs habilement distribués facilitent le changement de l'air intérieur. Toutes ces causes concourent à diminuer la torpeur enivrante produite par les parfums. Quant à la céphalalgie, elle disparaît bientôt lorsqu'on traverse les Champs-Elysées et la place de la Concorde.

(1) T. IV, p. 276, édition 1825, Tableau du climat et du sol des Etats-Unis d'Amérique.

en 1780, ont été fort en usage. En 1795, les vaisseaux hollandais adoptèrent ce genre de purification. En 1820, l'illustre Labarraque est venu prouver de nouveau les propriétés anti-putrides des chlorures et en vulgariser l'heureux emploi.

Suivant Virey, les vidangeurs qui sont exposés aux émanations de l'hydrogène sulfuré sont rarement atteints de la gale, et si par hasard ils contractent cette maladie, ils ne la gardent que très-peu de temps.

Nous ne pouvons nous empêcher de dire que la profession, la manière de se nourrir, les habitudes physiques et morales, la gymnastique, les lazarets, tout cela n'a besoin que d'être bien réglé et bien appliqué pour devenir prophylactique.

L'action de la lumière modifiée suivant les circonstances, soit par rapport à l'intensité, soit par rapport à sa nature, au moyen de verres colorés, n'a point été observée ; nous sommes persuadé qu'on pourrait en retirer de grands avantages. Nous possédons des observations de varioles qui, par l'obscurité continue, ont été presque avortées et affranchies de symptômes complicateurs, et pourtant assurément elles menaçaient d'être graves.

Si la lumière est nuisible dans cette maladie, ne pourrait-elle pas, par contre, être avantageuse dans plusieurs autres qui deviennent plus intenses durant la nuit et se font sentir avec plus de force, telles que la syphilis, l'asthme, certaines névralgies, etc. ? Les accès d'asthme suffocant ont rarement lieu pendant le jour, et nous connaissons des personnes chez lesquelles on les a prévenus sans retour au moyen d'un lampion qu'on tient allumé dans la chambre durant le sommeil. M. Grisolle et d'autres praticiens ont signalé l'efficacité de ce moyen.

Que dirons-nous de l'antagonisme qui existe entre les fièvres intermittentes d'un côté, et de l'autre la phthisie et la fièvre typhoïde? Des médecins distingués se sont livrés à des recherches approfondies sur ce sujet; mais qu'il nous soit permis cependant, après ces hommes d'élite, d'émettre ce que nous avons retiré de nos propres observations et de nos recherches. Nous partageons assez les idées de M. Boudin, que le docteur anglais Marshall de King's-Lynn avait émises dès 1800, et qui l'avaient porté à s'écrier poétiquement: « La fièvre intermittente, partout où elle règne, ne souffre pas de rivale à côté de son trône. »

Nous pensons que la fièvre intermittente, pour être prophylactique ou curative du typhus et de la phthisie, doit avoir un certain degré d'intensité. Nous sommes porté à croire que les fièvres rebelles à la thérapeutique, comme celles qui se développent dans les Marais Pontins, en Algérie, en Corse, etc., seraient propres à modifier avantageusement l'économie des personnes déjà pulmoniques ou qui auraient quelque propension à le devenir. Cependant nous ne prétendons point qu'alors on laisse les malades trop long-temps exposés aux effluves marécageux, car le remède serait peut-être pire que le mal ; mais nous croyons qu'après un certain degré d'intoxication paludéenne neutralisante, il faudrait revenir respirer un air plus pur. Quoi qu'il en soit, les idées de M. Boudin, approfondies par l'observation expérimentale, amèneront probablement à voir que chaque type de fièvre a son action d'antagonisme particulier.

La plupart des maladies adviennent sous l'influence de certains climats (1), de certaines constitutions atmosphériques (2), de certaines conditions géographiques de latitude, de longitude ou d'élévation au-dessus du niveau de la mer, de certains modes de nourriture toujours les mêmes : de là suivent les affections endémiques, pandémiques, épidémiques, qui sont souvent des germes d'infirmités ou de mort. Avec des combinaisons différentes, nous aimons à le croire, avec certaines neutralisations, avec un dosage morbide d'une affection par une nouvelle affection, il est plus que probable qu'on arriverait à des résultats qui, pour le moment, appartiennent au domaine de l'idéal. Mais malheureusement d'ici là, au lieu de se trouver une immunité, la maladie qui peut être un préservatif restera par son excès un germe de mort plus ou moins éloigné, ou bien un poison

---

(1) Fuster de Montpellier, Des maladies de la France dans leurs rapports avec les saisons.
(2) Fuster, Des changements dans le climat de la France ; histoire de ses révolutions météorologiques.

atroce et subtil. En effet, n'a-t-on pas observé d'une manière bien précise que, lorsqu'une épidémie va frapper un pays, toutes les maladies aiguës disparaissent? Heureux si l'on pouvait maintenir cet état d'équilibre ! Mais bientôt le fléau décime les populations , et en même temps on observe aussi que l'épidémie ne se greffe pas sur certains sujets atteints d'affections chroniques ; il semble que là il y ait une action répulsive. Ceci tendrait à prouver que les éléments morbides ou des combinaisons de ces éléments subiraient les lois d'affinité, de cohésion, de neutralisation, de répulsion , et exerceraient sur les diverses économies une action centripète ou une action centrifuge.

Voici des exemples d'antagonismes qui nous paraissent dignes d'être cités. En 1850, M. Martial Desmartis et moi, nous vîmes un cabaretier d'environ 50 ans qui avait des hémoptysies, des sueurs partielles nocturnes ; il maigrissait de jour en jour et présentait par la percussion et l'auscultation tous les symptômes de la phthisie. Cet homme contracta une violente gale que, par négligence, il garda plusieurs mois. Après la guérison de la maladie cutanée , nous fûmes étonnés de l'embonpoint auquel il était parvenu en peu de temps. La percussion et l'auscultation nous prouvèrent que les bruits anormaux étaient disparus.

Notre confrère et ami le docteur Bensse se rappelle

avoir vu à l'ancien hôpital de Bordeaux, dans le service de M. Dutrouilh, un jeune homme d'environ 26 ans qui était arrivé au second degré avéré de la phthisie pulmonaire. Ce malade prodigua des soins affectueux à l'un de ses camarades placé près de lui et qui avait la variole; il contracta lui-même cette maladie. Sa variole fut confluente et fit craindre pour ses jours; mais, après la dessiccation des pustules, notre phthisique se trouva guéri de la petite-vérole et de sa pulmonie, au grand étonnement de tous ceux qui suivaient la visite.

Ces faits ne tendent-ils pas à prouver que la phthisie n'est pas aussi complètement incurable qu'on le croit? D'ailleurs, la marche lente de cette affection, les ressources qu'offrent en général les sujets à la fleur de l'âge, celles de l'économie qui développe des vaisseaux sanguins accidentels pour remplacer les artères et les veines oblitérées ou détruites par la purulence, tout cela ne semble-t-il pas établir que la nature n'attend que l'influence d'un médicament ou d'un antagonisme? Nous pouvons ajouter, d'après nos nombreuses observations, que les femmes phthisiques sont plus aptes que les autres à procréer; et comme le travail de la gestation met un temps d'arrêt dans la marche de la tuberculisation, des grossesses successives, quand la femme ne nourrit pas et qu'on lui donne des soins éclairés, peuvent prolonger, nous n'en doutons pas, la vie de plusieurs mois et même de plusieurs années.

Un autre fait d'antagonisme ne nous est-il pas donné par les chirurgiens de marine et les observateurs attentifs qui ont vu que les femmes enceintes ne sont pas atteintes par le mal de mer. Le phénomène physiologique produit par le roulis et le tangage peut cesser subitement, comme le dit M. le docteur Saurel, sous l'influence de la crainte, d'un danger immédiat, d'une violente colère ou du sentiment du devoir. Le remède contre le mal de mer, indiqué par M. Curie, qui consiste à aspirer quand le navire descend et à expirer quand il s'élève, ne produit sans doute d'effet avantageux que par l'attention à accomplir cet acte et par une distraction momentanée du mal.

Comme en médecine il faut tout noter, sauf à mettre plus tard de côté ce que l'expérience ne confirme pas, nous signalerons une croyance qui existe chez les gens du peuple : c'est que la blennorrhagie rebelle cède sous l'influence des *feroces pediculi pubis*.

Le vieux préjugé relégué aujourd'hui parmi les mendiants des campagnes, qui consiste à faire contracter des poux aux enfants pour les maintenir bien portants, n'aurait-il pas quelque chose de vrai? Mais ce qu'on ne peut contester, c'est que, dans certaines convalescences, il se produit quelquefois d'une manière spontanée une grande quantité de poux ou d'autres animalcules qui annoncent une guérison prochaine et radicale: tout le monde a vu des faits de ce genre. Cette production d'animaux, qu'on ne doit pas confondre avec celle qui est le résultat de la malpropreté, n'agirait-elle pas comme dérivative et exutoire des derniers éléments morbides?

M. Campenon, médecin-adjoint de l'hôpital de Tonnerre (Yonne), n'annonça-t-il pas en 1849 à l'Académie qu'il avait observé, dans la localité où il exerçait, que la fièvre typhoïde avait totalement disparu pendant que la variole régnait épidémiquement (1)?

M. le docteur Bremache a fait aussi connaître à l'Académie des observations qui prouvent l'heureux effet d'une substitution passagère de la pourriture d'hôpital aux scrophules. Voici ce que cite à ce sujet le *Journal de médecine et de chirurgie pratiques* (2) : « Deux militaires, d'une constitution éminemment scrophuleuse, présentaient, l'un un ulcère scrophuleux au-dessus de la clavicule, l'autre une tumeur blanche du coude. On les soumettait inutilement, depuis plusieurs mois, à tous les médicaments usités en pareil cas, et l'on songeait déjà à proposer à ce dernier l'amputation du membre, lorsque la pourriture d'hôpital envahit les parties ulcérées. On n'opposa à cette nouvelle maladie qu'un traitement antiphlogistique très-actif, et cependant non-seulement les

---

(1) Antagonisme entre la variole et la fièvre typhoïde. Voyez Journ. des conn. médico-chirurg. (N° du 4 avril 1849), Tom. XX, pag. 165.

(2) 1844, Tom. XV, pag. 178.

progrès de la pourriture d'hôpital furent arrêtés, mais encore, au bout de quelques mois, les ulcères, les trajets fistuleux, les engorgements des ganglions, tous les symptômes de scrophules, en un mot, étaient dissipés et les malades parfaitement rétablis. »

N'est-ce pas encore une substitution antagoniste du même genre qui a lieu quand les *nœvi materni*, certaines tumeurs érectiles disparaissent sous l'influence de l'inoculation de la vaccine (1), de l'huile de croton-tiglium et du tartre stibié en solution (2)? C'est toujours une sorte de greffe morbigène qui envahit et annihile l'autre principe morbide.

M. Selade de Bruxelles (5) n'a-t-il pas également avancé, en s'appuyant sur des faits, que l'épilepsie pouvait être guérie par le développement artificiel d'une fièvre intermittente ?

Mon père soigne depuis plus de vingt ans une femme âgée de 55 ans, continuellement malade, chez laquelle la phthisie, une affection du cœur et une ascite se sont fait équilibre. Ces trois maladies ont semblé alterner et se substituer les unes aux autres pour reprendre haleine, pour se donner, non le temps de guérir, mais

---

(1) Journ. de méd. et de chir. prat., 1843, T. XIV, p. 196.
(2) *Loc. cit.*, 1844, T. XV, p. 128.
(3) Belgique médicale, 1844.

d'arriver à un mieux. Nous-même avons vu cette malade au mois de mars dernier, en consultation avec M. le docteur Lugeol. A ce moment l'ascite prédominait, l'abdomen donnait 96 centimètres de circonférence, les membres supérieur et inférieur du côté gauche étaient œdématiés d'une manière considérable. Les diurétiques, des vésicatoires aux cuisses, des mouchetures sur les membres ont guéri cette malade, dont l'abdomen n'offre aujourd'hui que 70 centimètres. Tout est rentré dans l'état normal. Nous espérons que cette hydropisie, que nous sommes parvenus à arrêter au moment où elle menaçait de devenir mortelle, aura été une crise salutaire.

Nous avons soigné, à la fin du mois de mai dernier, un homme atteint en même temps de phthisie avérée et de symptômes de *delirium tremens* depuis plusieurs années. Ce malade, après des libations de vin et d'eau-de-vie encore plus copieuses que d'habitude, fut pris de démence et ensuite d'un abattement qui dégénéra en léthargie. Cette léthargie a duré *six jours*. Nous avons observé que, pendant ce sommeil où la respiration s'exerçait néanmoins avec assez de facilité, l'auscultation et la percussion ne donnaient alors aucun signe de la phthisie.

Ces faits de substitutions sont assez communs ; le temps sans doute apprendra à les utiliser.

C'est ainsi que les anciens voyaient avec plaisir se développer durant les affections graves quelques phénomènes anormaux, certaines espèces de maladies intercurrentes qu'ils appelaient *crises*. Ces crises étaient des fièvres, des sueurs, des diarrhées, des urines copieuses, des épistaxis, des phthiriases, des éruptions, etc, ; tout cela n'était que des substitutions naturelles qui doivent nous prouver l'utilité des substitutions artificielles.

Nous avons déjà répété, après un homme célèbre, que l'étude philosophique des prophylaxies semble promettre des résultats admirables, mais qu'elle est tout entière à créer. Nous avons voulu apporter notre grain de sable à la construction de cet édifice, convaincu que nous sommes de l'importance et de l'efficacité des résultats qu'on peut obtenir. Avec le temps et l'expérience, les impossibilités paraissent s'effacer, et Malesherbes a bien eu raison de dire « qu'on ferait beaucoup plus de choses si l'on en croyait moins d'impossibles. »

Ils seraient bien étonnés les médecins des anciens temps, s'ils revenaient parmi nous et s'ils voyaient l'art remplacer certaines parties du corps rongées par la maladie ou détruites par un accident, la souffrance supprimée dans les accouchements et les opérations les plus douloureuses, les calculs vésicaux détruits par la lithotritie qui affranchit des horreurs de la taille si terrible, sans compter les procédés nouveaux que la science élabore en ce moment, et surtout le litholyse (1) qui ne laissera plus d'incertitude sur le succès.

---

(1) Al. Alquié, Chirurgie conservatrice, et moyens de restreindre l'utilité des opérations, édit. 1850, p. 353.

Nous pourrions donner l'énumération de beaucoup d'autres pratiques dont on ne se doutait même pas jadis, et qui sont parmi nous d'un usage presque journalier ; mais ce que nous venons de dire suffira pour montrer que le domaine de l'impossible devient chaque jour de plus en plus restreint.

FIN.